よくわかる 子どものリハビリテーション

Rehabilitation in children

栗原まな 著
KURIHARA Mana

クリエイツかもがわ
CREATES KAMOGAWA

よくわかる 子どものリハビリテーション●もくじ

第1章 子どものリハビリテーションとは？ 5

1 リハビリテーションの基本 7
　① 日常生活動作（ADL） 7
　② 徒手筋力テスト（MMT） 8
　③ 関節可動域（ROM） 11
　④ 発達検査 11
　⑤ 知能検査 13
　⑥ 言語検査 13

2 リハビリテーションスタッフの役割 15
　① 理学療法士の役割 15
　② 作業療法士の役割 17
　③ 言語聴覚士の役割 18
　④ 臨床心理士の役割 21
　⑤ 医療ソーシャルワーカーの役割 22
　⑥ 教師の役割 22
　⑦ 看護師の役割 23

3 年齢に応じたリハビリテーション 24

第2章 正常な子どもの発達 25

第3章 疾患別のリハビリテーション　31

1　脳性麻痺　32
2　神経発達障害　39
　1●知的能力障害　39
　2●自閉症スペクトラム障害（ASD）　41
　3●限局性学習障害　44
　4●注意欠如・多動性障害（ADHD）　45
3　二分脊椎　48
4　筋疾患　53
5　整形外科疾患　58
　1●先天性内反足　58
　2●先天性股関節脱臼　60
　3●脊柱側弯症　62
6　急性脳炎・脳症　64
7　低酸素性脳症　68
8　脳外傷　70
9　脳血管障害　73

第4章 福祉機器　87

1　福祉機器の役割　88
2　福祉機器の種類　88

おわりに　94

コラム

1　子どもの高次脳機能障害　77
2　重症心身障害　84
3　障害の受容　92

第 1 章

子どもの
リハビリテーション
とは？

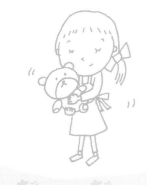

What is rehabilitation in children?

子どものリハビリテーションの中心は、脳性麻痺などの生まれつきの障害ですが、子どもにも、脳炎・脳症、頭部外傷などによる後天性の障害があり、リハビリテーションが必要になります。子どものリハビリテーションは、成長や発達に合わせながら、家族と一緒に行うことが大切です。子どもの場合は、医師や専門スタッフによるアプローチだけがリハビリテーションなのではなく、日常生活そのものがリハビリテーションにつながっています。食事動作、適度な運動、遊びなどを通して、能力が引き出されていきます。

　子どもの脳には可塑性（自分で回復していく力）があるために、大人では期待できない程の回復をすることが多いのですが、それとは逆に発達途中の脳全体に悪い影響が出ることもあります。

　先天性の障害でも後天性の障害でも、子どもと家族が障害を受け入れていくのには、時間や専門スタッフの助けが必要ですが、同じような障害の子どもをもった家族との交わりは大きな助けになります。また、学校について考えることが大切で、そのためには地域との連携が必要です。さらに、大人になってからのことについても考えなくてはなりません。

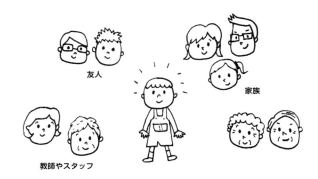

1 リハビリテーションの基本

■1 日常生活動作（ADL）

　ADLはリハビリテーションの分野に特有な考え方で、独立して生活するために行う身体の動作のことです。**表1**は動作の種類と具体的な内容です。

（1）日常生活動作の評価方法
　ADLの種類ごとに、正常な人の能力と比較して評価[*1]します。ADLの評価はリハビリテーションの効果を確かめるのに役立ちます。

　＊1　いくつかの方法によって機能のレベルを判定すること。

表1 日常生活動作（ADL）

動作の種類	具体的な内容
移動動作	寝返る、座る、立ち上がる、歩く、階段を昇り降りする、車いすに乗る、車いすを動かす
食事動作	スプーン・箸を持つ、食事をすくう、口に運ぶ、食べる、カップで飲む、椀を持って食べる
整容動作	手・顔を洗う、歯みがき（歯ブラシを持つ、歯をみがく、口をゆすぐ、歯ブラシを洗う）、髪を整える、爪を切る
更衣動作	ズボン・スカートを着る・脱ぐ、シャツや上着を着る・脱ぐ、ボタン・ファスナーをはめる・はずす
排泄動作	ズボン・パンツを下げる、便器に座る、後始末をする、ズボン・パンツを上げる
入浴動作	服を脱ぐ、洗い場で移動する、浴槽に入る・出る、身体を洗う、服を着る

第1章 ● 子どものリハビリテーションとは？

- FIM

　米国で開発された「機能的自立度評価法（FIM）」は、リハビリテーションの分野でよく使われます。図1はFIMの評価項目と評価基準です。ADLとして評価される範囲は、普通はセルフケア・排泄・移乗・移動の運動項目ですが、広い意味ではコミュニケーション・社会的認知の認知項目も含まれます。これらのADL18項目を、7段階の評価基準で判定し、合計した点数をFIMスコアと呼びます。自立度はFIMスコア18（全介助）〜126（完全自立）の範囲で表されます。

- WeeFIM（表2）

　6カ月〜7歳の子どもを対象としてFIMを子ども向きにしたものが「こどものための機能的自立度評価法（WeeFIM）」です。

（2）日常生活動作を改善するための福祉用具

　歩行補助具（つえ、歩行器、車いす）、自助具（食事用、整容用、更衣用、排泄用）、コミュニケーション機器などがあります。

2 徒手筋力テスト（MMT）

　筋力測定は、病気の診断に役立つだけでなく、リハビリテーションプログラムを作るのに欠かせません。表3はリハビリテーションの場面で使われることが多い筋力の表し方です（参考文献　Daniels L, Worthinghan C：徒手筋力検査法 第5版、津山直一・東野修治訳、協同医書出版、1995）。

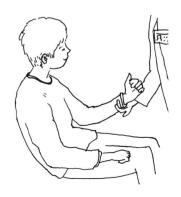

レベル				
		7	完全自立(時間、安全性含めて)	介助者なし
		6	修正自立(補助具使用)	
	部分介助	5	監視	介助者あり
		4	最小介助(患者自身で75％以上)	
		3	中等度介助(50％以上)	
	完全介助	2	最大介助(25％以上)	
		1	全介助(25％未満)	

		入院時	退院時	フォローアップ時
セルフケア				
A. 食事	箸 スプーンなど			
B. 整容				
C. 清拭				
D. 更衣(上半身)				
E. 更衣(下半身)				
F. トイレ動作				
排泄コントロール				
G. 排尿コントロール				
H. 排便コントロール				
移　乗				
I. ベッド、椅子、車椅子				
J. トイレ				
K. 浴槽、シャワー	浴槽 シャワー			
移　動				
L. 歩行、車椅子	歩　行 車椅子			
M. 階段				
コミュニケーション				
N. 理解	聴　覚 視　覚			
O. 表出	音　声 非音声			
社会的認知				
P. 社会的交流				
Q. 問題解決				
R. 記憶				
合計				

注意：空欄は残さないこと。リスクのために検査不能の場合はレベル1とする

図1　機能的自立度評価法（FIM）

(千野直一監訳：FIM医学的リハビリテーションのための統一データセット利用の手引き　第3版, 医学書センター, 東京, 1991)

表2 こどものための機能的自立度評価法（WeeFIM）

評価項目	内容	
セルフケア	1	食事
	2	整容
	3	清拭
	4	更衣（上半身）
	5	更衣（下半身）
	6	トイレ動作
排泄	7	排尿コントロール
	8	排便コントロール
移乗	9	椅子／車椅子移乗
	10	トイレ移乗
	11	浴槽移乗
移動	12	移動（歩行／車椅子／這い這い）
	13	階段
コミュニケーション	14	理解（日常会話の理解／複数の指示の理解）
	15	表出（基本的要求／考えの表現：音声的・非音声的）
社会的認知	16	社会的交流（遊びへの参加／きまりの理解）
	17	問題解決（日常生活上での問題解決）
	18	記憶（ゲームやおもちゃの遊び方／歌の記憶／氏名・年齢・イナイイナイバーのまね）

（里宇明元，関勝，問川博之ら：こどものための機能的自立度評価法（WeeFIM）．総合リハ 21, 963-966, 1993より引用）

表3 徒手筋力テスト（MMT）

正常	5	強い抵抗を加えても、なお重力に打ち勝って全可動域を完全に動く
優	4	いくらかの抵抗を加えても、なお重力に打ち勝って全可動域を完全に動く
良	3	抵抗を与えなければ、重力に打ち勝って全可動域を完全に動く
可	2	重力を除けば全可動域を完全に動く
不可	1	関節は動かないが、筋膜、腱の視診、触診によって筋の収縮は軽度に認められる
ゼロ	0	筋の収縮は全く認められない

❸ 関節可動域（ROM）

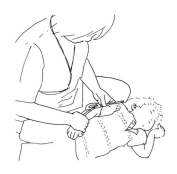

　関節の動かせる範囲を関節可動域と呼び、これを測ります。測定法の一部を**表4**に紹介します。

❹ 発達検査

　子どもの発達全体をみるために行う検査です。知能検査が行えない子どもに使います。

- 遠城寺式乳幼児分析的発達検査法

　0〜4歳8カ月の子どもに使います。運動（移動・手の運動）、社会性（基本的習慣・対人関係）、言語（発語・言語理解）を評価します。

- 新版K式発達検査

　0〜14歳の子どもに使います。姿勢・運動、認知・適応、言語・社会の領域を評価します。

- 乳幼児精神発達質問紙

　0〜12カ月、1〜3歳、3〜7歳の3種類の質問紙があります。運動、探索・操作、社会、食事・排泄・生活習慣、理解・言語の領域について評価します。

- デンバーⅡ

　0〜6歳の子どもに使います。粗大運動、微細運動・適応、個人・社会、言語の領域を評価します。

表4 関節可動域

部位名	運動方向	参考可動域角度	基本軸	移動軸	測定部位および注意点	参考図
膝 knee	屈曲 flexion	130	大腿骨	腓骨(腓骨頭と外果を結ぶ線)	股関節を屈曲位で行う	
	伸展 extension	0				
足 ankle	屈曲(底屈) flexion (plantar flexion)	45	腓骨への垂直線	第5中足骨	膝関節を屈曲位で行う	
	伸展(背屈) extension (dorsiflexion)	20				
足部 foot	外がえし eversion	20	下腿軸への垂直線	足底面	膝関節を屈曲位で行う	
	内がえし inversion	30				
	外転 abduction	10	第1、第2中足骨の間の中央線	同左	足底で足の外縁または内縁で行うこともある	
	内転 adduction	20				

(石神重信, 近藤徹：関節可動域表示ならびに測定法．リハ医学 32, 207-217, 日本リハビリテーション医学会, 1995より一部引用)

5 知能検査

子どもに使われる知能検査には次のものがあります。

- 田中ビネー知能検査Ⅴ

2歳から大人まで使われます。年齢別に知的レベルを評価します。

- WPPSI（うぃぷし）知能検査

3歳10カ月〜7歳1カ月の子どもに使います。動作性と言語性に分けて知能を評価します。

- WISC-Ⅳ（うぃすく）知能検査

5歳0カ月〜16歳11カ月の子どもに使います。全体的な知能指数と、4つの指標（言語理解指標・知覚推理指標・ワーキングメモリー指標・処理速度指標）を評価します。

- K-ABC（けいえーびーしー）Ⅱ

2歳6カ月〜18歳11カ月の子どもに使います。認知処理能力だけでなく、基礎的学力を測定でき、結果を教育面に結びつけることができます。

- DN-CAS（でぃーえぬきゃす）認知評価システム

4つの能力（プランニング・注意・同時処理・継次（けいじ）処理）を評価します。能力のかたよりがわかります。

6 言語検査

子どもに使われる言語検査には次のものがあります。

- S-S法：言語発達遅滞検査

0〜6歳の子どもに使います。意味・統語（とうご）*1・音韻（おんいん）*2・コミュニケー

ション・基礎的学習能力を評価します。

- PVT-R：絵画語い発達検査

3歳0カ月〜12歳3カ月の子どもに使います。特に「語い*3の理解力」を短時間に評価できます。

- ITPA：言語学習能力診断検査

3〜8歳11カ月の子どもに使います。知的発達をコミュニケーションの面から評価します。

- 標準失語症検査

大人用の検査ですが、一部を除くと小学校高学年から使えます。

*1　語を並べて文を作るための規則全体のこと。
*2　ある特定の言語の音のシステムのことで、「意味の区別を示す音声」のこと。
*3　ある特定な範囲での単語全体のこと。語いの「い」は集まりという意味。

2 リハビリテーションスタッフの役割

リハビリテーションには多くのスタッフが関わった、チームアプローチが効果的です（図2）。次にそれぞれのスタッフの役割を紹介しましょう。

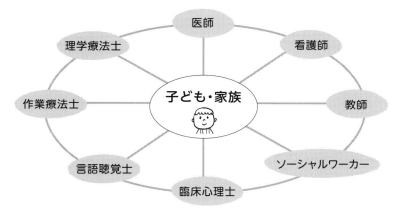

図2 チームアプローチによるリハビリテーション

1 理学療法士の役割

理学療法士は、運動の障害に対して次のような訓練を行います。

①関節可動域訓練

自分で関節運動ができない時には

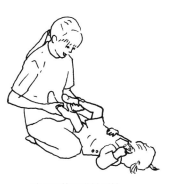

膝の関節可動域訓練

第1章 ● 子どものリハビリテーションとは？　15

関節が拘縮*¹を起こしてしまいます。これを予防するために行う訓練が関節可動域訓練です。

*1 関節周囲の組織が硬くなるために関節可動域に制限が起こる状態。

②筋力の強化・持久力の強化

徒手筋力テストの結果をもとにして、他動運動・自動介助運動・自動運動・抵抗運動*²の方法によって訓練を行います。

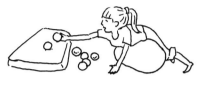

バランス能力を向上させる訓練

*2 他動運動は100%他人の力で動かす運動。自動介助運動は他人の介助を受けながら自分で動かす運動。自動運動は100%自分で動かす運動。抵抗運動は他人が力をかけるなかで自分で動かす運動。

③運動パターンの改善

正しい運動パターンを覚えさせていきます。子どもに動作を身につけさせる時は正常な運動発達の順序で行います。

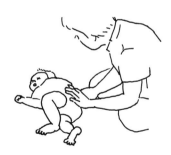

④呼吸訓練

全身のリラクセーション、腹式呼吸、痰の排出、呼吸筋訓練などに分けられます。

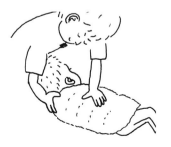

⑤日常生活動作（ADL）訓練

ADLの訓練は、自立していくために大切な訓練です。姿勢や下肢に関連した訓練は理学療法士が、上肢に関連した訓練は作業療法士が行います。福祉機器を積極的に取り入れていきます。

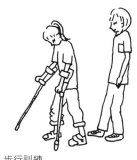
歩行訓練

2 作業療法士の役割

作業療法とは、遊び・レクリエーションまで含めたいろいろな作業に対する評価や機能訓練のことです。

①機能的作業療法

関節可動域訓練、筋力の強化、持久力の強化、協応性の向上などがあります。理学療法と異なって、ゲーム・遊び・工芸などの「作業」を取り入れ、子どもに興味をもたせながら行います。

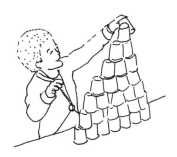

②日常生活動作（ADL）訓練

ADLそのものを訓練するだけでなく、必要な筋力の強化や、適切な自助具の作製を行います。

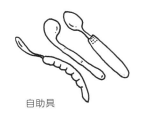
自助具

第1章●子どものリハビリテーションとは？　17

3 言語聴覚士の役割

　言語聴覚療法には大きく2つの方法があります。言語障害への対応と摂食嚥下障害への対応です。

(1) 言語障害への対応
　原因により対応法がちがいます。

①言語発達の遅れ
　言語発達は、子どもの身体的・知的発達や家庭環境などと関連がありますので、遅れの原因が何かを知ることが大切です。その結果に合わせて対応法を考えていきます。基本的には、家族が子どもと接する時間を増やし、一緒に遊んだり話しかけたりする機会を増やし、日常生活のなかでことばの理解をうながすことによってことばが増えてくるのをめざします。

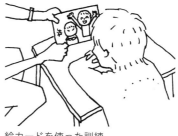
絵カードを使った訓練

②聴覚障害による発語障害
　聴覚障害は早期診断をして治療を開始することが大切です。難聴のリスクがある子ども（家族や親類に難

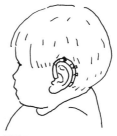
補聴器

聴の人がいる・血族結婚・子宮内感染症・周産期の異常[*1]など）では特に注意が必要です。難聴が疑われる場合には、すぐに専門機関を紹介します。

[*1] 難聴に関係した周産期の異常には、重症黄疸、仮死、聴力に影響する薬物の使用などがあります。

③発語器官の障害

子どもに自分の顎・唇・舌などの運動を鏡で見せながら訓練します。鼻咽腔を閉鎖する訓練、急速に息を吸う訓練、ゆっくり息を吐く訓練などによって、声を出すこと、声を長く出すこと、声の高低・強弱などを学ばせていきます。

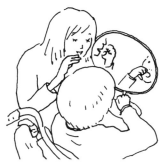

鏡を見ながらの訓練

④中枢性の運動障害

呼吸筋のコントロールが悪いために発声がうまくできない場合、口腔[*2]や舌のコントロールが悪いために麻痺的や不随意[*3]的な発声になってしまう場合、アクセント・イントネーション・リズムをはっきりさせられない場合などがあります。知的能力障害や発語器官の障害があることが多いので、子どもを全体的にとらえて、ことばだけでなく他の面の発達ものばしていくことが大切です。

[*2] 口からのどまでの空洞の部分のこと。
[*3] 自分の意のままにならないこと。

- 失語症

　評価を行い失語症のタイプをはっきりさせて、治療法を決めます。

(2) コミュニケーション障害への対応

　音声言語によるコミュニケーションが難しい場合には、ジェスチャー・文字・手話・コミュニケーション機器などを使います。それを「拡大・代替コミュニケーション」と呼びます。コミュニケーション機器には絵カード・文字板（コミュニケーションボード）・トーキングエイド・音声出力式コミュニケーションエイドなどがあります**(図3)**。

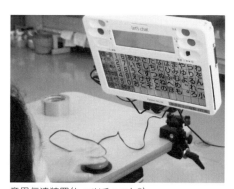
意思伝達装置(レッツチャット®)

文字盤

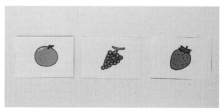
絵カード

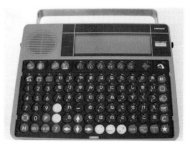
トーキングエイド

図3 コミュニケーション機器

（3）摂食嚥下障害への対応

言語聴覚士だけでなく、理学療法士、作業療法士、栄養士などとのチームで訓練を行います。

はじめに、舌・口腔周囲・口腔内の過敏性を減らす訓練、頚部の関節可動域を広げる訓練を行います。次に、咽頭反射を出しやすくする訓練、声門や鼻咽頭を閉鎖する訓練を行った後に、嚥下の訓練を行います。

必要に応じて、嚥下造影検査を行うと、誤嚥があるかどうかがわかります。理学療法士、作業療法士と一緒に姿勢を整えます。水分は誤嚥しやすいので、とろみをつけて流動状にしてから開始します。水分にとろみをつける粉剤（とろみアップ®など）やパック入りのとろみのついた液剤（ごっくんゼリー®など）が市販されています。食物の形態は摂食機能に合わせて変更していきます。

ミキサー
ミキサーにかける。水分量の多い副食、果物、汁物、飲み物にはとろみをつける

きざみ
0.4cm×0.4cm
以下に切る

荒きざみ
0.5〜0.9cm×
0.5〜0.9cm
に切る

一口大
（フォーク対応食）
2〜3cm×2〜3cm
に切る

一口大（小児用）
1〜2cm×1〜2cm
に切る

様々な食物形態

4 臨床心理士の役割

臨床心理士の役割はいろいろありますが、発達検査・知能検査・性格検査などを使って子どもの評価を行い、評価をもとにして訓練を行います。また子どもと家族がもつ問題に対して専門的なサポー

トをします。特に家族が子どもの障害を受け入れていくためのサポートは大切です。

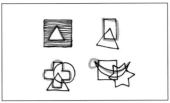

視覚認知機能の検査
（フロスティッグ視知覚発達検査）

5 医療ソーシャルワーカーの役割

　医療ソーシャルワーカーは医療・保健の分野で働くソーシャルワーカーで、社会生活に関係した問題の相談にのります。また病院・幼稚園・保育園・療育機関・学校などと家族の間にたって、いろいろなことを調整します。家族に社会的な情報を伝えます。例えば、利用できる社会資源（車いす作製、家屋改造、身体障害者手帳の手続きの仕方などについて）の紹介、受け入れ先（幼稚園・保育園・学校）の調整、福祉サービスの紹介などです。

6 教師の役割

　義務教育年齢の子どもに対しては、どのような障害をもっていても教育を行わなければなりません。子どもの障害に合わせた教育を考えていきます。入院中の子どもには院内学級や訪問での教育が行われ、在宅生活を送っている子どもには通学

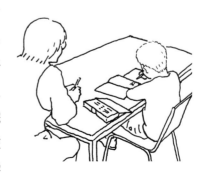

（通常学級・特別支援学級・特別支援学校）や訪問での教育が行われます。教師の役割は、学習能力を評価する、学習を行う、規則正しい生活リズムをつくる、社会性を身につけさせるなどです。入院中の子どもに対しては、退院に向けて復学の調整をします。

7 看護師の役割

　医療に関わる一般的な看護だけではなく、障害をもった子どもを社会に参加させるために行う看護をリハビリテーション看護といいます。子どもの障害を正しく評価して治療を進めていくことや、子どもと家族を心理面からサポートする役割をします。入院中の子どもに対しては、安心して入院生活を過ごせるためのサポートをします。

3 年齢に応じたリハビリテーション

　乳児期から幼児期にかけては医学的リハビリテーションが中心で、障害の早期発見と治療、全身管理、合併症の治療などの医療に力が入れられます。早期に療育を開始することが大切です。幼児期に入ると医学的リハビリテーションの重要性は減り、社会のなかで育っていくためのリハビリテーションが大切になっていきます。全身管理や、合併症の治療と並行して、社会のなかで自立していくための機能訓練が本格的になっていきます。学童期になると、機能を維持することや、生活を自立させる教育が行われます。そして学校を終える時期には、健康や機能を維持することや、就労に向けてのリハビリテーションが行われます **(図4)**。

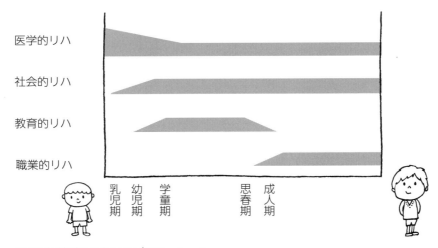

図4 年齢別にみたリハビリテーション

第2章

正常な子どもの発達

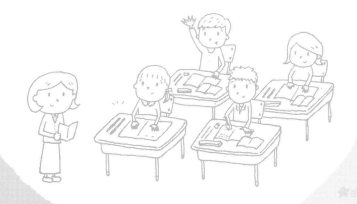

Development of normal children

成長とは身体的な発育のことで、身長、体重、頭囲、胸囲、座高などが目安になります。発達とは機能がのびていくことで、運動発達と知的発達に分けられますが、両方を厳密に分けるのはやさしくありません。子どもの成長と発達に異常がある場合は、少しでも早く発見し、対応することが大切です。

　図5は身長と体重のパーセンタイル曲線です。成長曲線で3パーセンタイル未満または97パーセンタイル以上の場合は、成長にかたよりの疑いがあると判断し、経過をみることが必要です。

　表5は子どもの発達のポイントです。

　子どもの発達には基本的な方向性があり、「頭部から下に向かって」「中心部から外へ向かって」という基本があります。「頭部から下に向かって」という点では、頭部の安定である「頸座り」→腰の安定である「お座り」→下半身の安定である「つかまり立ち」「伝い歩き」「歩行」へと発達していきます。「中心部から外へ」という点では寝返り・お座りといった全身的な運動から、次第に両手でもつ、片手でもつ、指先でつまむといった順に運動が発達していきます。

　子どもの運動発達のキーポイントは、頸座り、寝返り、お座り、這い這い、つかまり立ち、歩行です。

　子どもの知的発達は、基本的な生活習慣、社会性、ことばの発達といった面からみていきます。年齢が低い子どもでは、運動の発達も知的発達と大きな関係をもっているので、子どもの全体的な発達をみて知的発達を評価します。

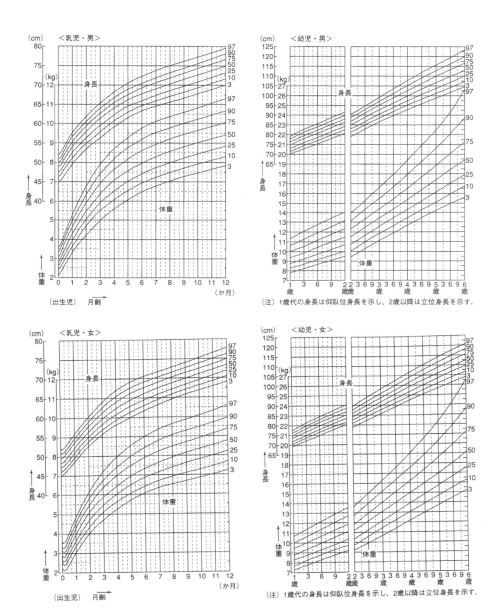

図5 身長と体重のパーセンタイル曲線（上・男子　下・女子）

（厚生労働省：平成22年乳幼児身体発育調査報告書.2011年
http://www.mhlw.go.jp/file/04-Houdouhappyou-11901000-koyoukintoujidoukateikyoku-Soumuka/zentai.pdfより引用）

表5 子どもの運動発達

4カ月	頚が座る。 うつぶせで顔を45〜90度あげる。
6カ月	背中を丸くして両手をついて数秒座る。 うつぶせで両腕を伸ばして体重を支える。
9カ月	つかまり立ちする。 両手で遊ぶ。
1歳	数秒間一人で立っている。 片手を引くと歩く。 指先でものをつまむ。
1歳6カ月	ころばないで歩く。 手を引くと階段を昇る。 積木を2個積む。
2歳	走る。 手すりをもって、両足をそろえながら1段ずつ階段を昇る。
3歳	足を交互に出して階段を昇る。 三輪車に乗れる。 片足立ちができる。 丸が書ける。
4歳	足を交互に出して階段を昇り降りする。 片足ケンケンができる。
5歳	スキップができる。 上着の下の方のボタンがはめられる。

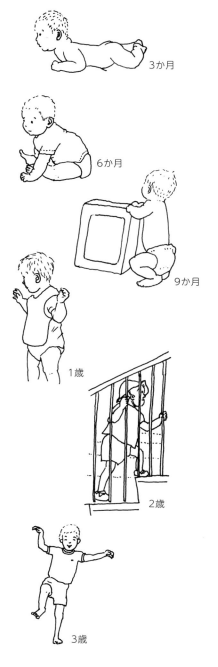

子どもの知的発達

4カ月	あやされると声を出して笑う。 スプーンから飲むことができる。
6カ月	ビスケットなどを自分で食べる。 人に向かって声を出す。
9カ月	コップなどを両手で口にもっていく。 おもちゃをとられると怒る。
1歳	スプーンで食べようとする。 1～2語、ことばをまねる。
1歳6カ月	衣服の脱ぎ着に協力する。 絵本を見て1つのものの名前を言う。
2歳	排尿を教える。 二語文を話す。
3歳	自分で上着を脱ぐ。 ままごと遊びをする。 色が4つわかる。
4歳	入浴時に下手だが自分の体を洗う。 数の概念がわかる（3～4）。
5歳	自分で服を着たり脱いだりできる。 友達と協力して作業ができる。 左右がわかる。

第2章 ● 正常な子どもの発達

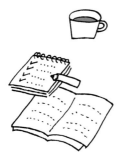

第3章

疾患別のリハビリテーション

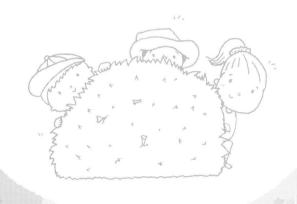

Rehabilitation for each disorder

1 脳性麻痺

表6は脳性麻痺の定義（厚生省研究班1968）です。

表6 脳性麻痺の定義

脳性麻痺の定義

　脳性麻痺とは、受胎から新生児期（生後4週間以内）までの間に生じた脳の非進行性の病変に基づく、永続的なしかし変化しうる運動および姿勢の異常である。進行性疾患や一過性の運動障害、または将来正常化するであろうと思われる運動発達遅延は除外する。　　　　　　　　　　　（厚生省研究班1968）

1 ● 原因と頻度

　原因はいろいろです。出生前の原因には、遺伝子や染色体の異常、胎生期の感染症、放射線被曝、妊娠中毒症などがあります。出生時の原因には、早産、仮死、呼吸障害による脳障害などがあります。出生後の原因には、髄膜炎、脳炎・脳症、頭部外傷などがあります。頻度は出生1000人あたり約2人です。

2 ● 分　類

　「症状による型分類」と、「障害部位による分類」を組み合わせた形で表します（図6）。痙直型[*1]が多く、痙直型両麻痺と痙直型四肢麻痺

が大部分です。次いでアテトーゼ型＊2四肢麻痺が多くみられます。

＊1　痙直型とは、筋の緊張に抵抗があって動きにくいタイプ。
＊2　アテトーゼ型とは、目的と関係ない不随意な動きがみられるタイプ。

- **症状による型分類：**痙直型、アテトーゼ型、失調型
- **障害部位による分類：**

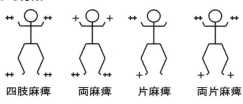

四肢麻痺　　両麻痺　　片麻痺　　両片麻痺

図6 脳性麻痺の分類

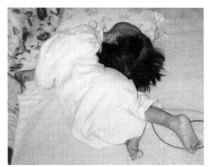

後弓反張

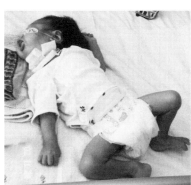

非対称性緊張性頚反射

3 ● 診　断

一般には乳児期に脳性麻痺の疑いをもたれますが、軽度の場合には歩き始めてから気がつかれます。出生時仮死、低出生体重、双胎、筋緊張の異常＊3、姿勢の異常、原始

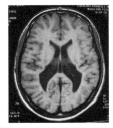

頭部MRI　T1強調画像：脳性麻痺に特徴的な側脳室の波状の変形

第3章 ● 疾患別のリハビリテーション

反射の異常*4、運動発達の遅れなどがある場合には注意が必要です。

* 3　筋緊張の異常には、緊張の低下、緊張の高まりなどがあります。
* 4　姿勢・原始反射の異常には、体のそり返り、モロー反射が生後数カ月しても消えないなどがあります。

4 ● 医学的治療

医学的治療には次のものがあります。

①筋緊張のコントロール

リハビリテーションと並行して、薬物療法が行われます。塩酸エペリゾン（ミオナール®）、塩酸チザニジン（テルネリン®）、バクロフェン（リオレサール®、ギャバロン®）、ジアゼパム（セルシン®、ホリゾン®）の経口投与が行われます。筋緊張が強い時には、ボツリヌス毒素）（ボトックス®）筋肉内注射療法が行われます。これらの治療で筋緊張がコントロールできない場合には、バクロフェン髄注療法（ＩＴＢ療法）*5 が行われることもあります。

* 5　バクロフェン髄注療法（ITB療法）とは、筋緊張を低下させるバクロフェンという薬を、体内に埋め込んだ器具から脊髄のなかに持続的に注入する治療法。

②装具療法

上肢装具、体幹装具、下肢装具がありますが、脳性麻痺では下肢装具が中心です（図7）。

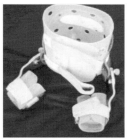
体幹装具

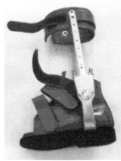
短下肢装具

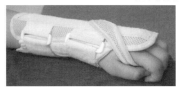
上肢装具

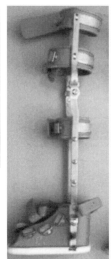
長下肢装具

図7 装具

③整形外科的治療

　上肢に対する手術、体幹に対する手術、下肢に対する手術があります。脳性麻痺では下肢に対する手術が中心で、股関節屈曲拘縮、膝関節屈曲拘縮、尖足*6に対して手術が行われます。

＊6　尖足とは、足の甲側が伸び、足先が下垂したままの状態のこと。

④合併症の治療

　てんかん、水頭症*7、嚥下障害、呼吸障害などに対して、薬物療法、手術などが行われます。

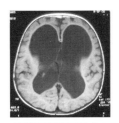
水頭症：頭部CTスキャン

*7　水頭症とは、頭蓋内に過剰に髄液がたまり、脳が圧迫を受けていろいろな症状が出る病気。

5 ● リハビリテーション

①理学療法

ボイタ法・ボバース法などがあります。

・ボイタ法

ボイタ法には、反射性寝返り（仰向け・横向け）と反射性腹ばい（うつ伏せ）の訓練があります。それぞれの動作を起こしやすくする部位を訓練士が刺激することによって、寝返り、四つ這い、立位動作の運動につなげていきます。

・ボバース法

子どもの発達をのばしていくために、子どもを総合的に療育していく方法です。日常生活における感覚運動の経験を大切にし、理学療法士・作業療法士・言語聴覚療法士などでチームアプローチを行い、効果を最大限に生かしていく方法です。

②作業療法

上肢機能の発達、知覚面・認知面の発達、および日常生活動作の発達をのばす訓練を行います。異常な運動パターンを減らし、正常な運動パターンを増やすことが基本です。頚部・体幹のコントロール、リーチ（物

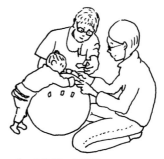

ボールを使った訓練

に手を伸ばす)・グラスプ(物をつかむ)・リリース(物を手から離す)の動作、両手動作、眼と手を協応させる動作、手先を上手に使う動作の順に訓練を進めていきます。

いろいろな触覚刺激・積木・パズル・絵画などを使って、ボディーイメージや視覚の機能を高めていきます。さらに食事・更衣・排泄などの日常生活動作の訓練や、机上動作の訓練などを行います。

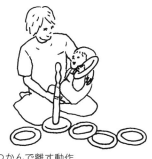
つかんで離す動作

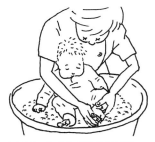
大豆プールの中で触覚の刺激

③摂食嚥下療法

口腔周囲の過敏性を減らす訓練からはじめ、唇を閉じて鼻で呼吸する訓練、緊張を減らし姿勢を保つ訓練へと進めていきます。誤嚥がないことを確かめた後に、ゼリー・ペースト・きざみなどの順に食物形態をアップさせて訓練を行います。

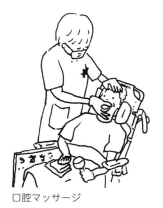
口腔マッサージ

④言語聴覚療法

脳性麻痺の子どもは、運動障害のために発声や発語が難しかったり、認知障害のためにコミュニケーションに問題があったりします。

発声や発語が難しい場合には、呼吸訓練・発声訓練・口腔器官の運動訓練・構音訓練などを行い、必要があれば拡大・代替コミュニケーション（20ページ参照）を取り入れます。

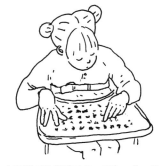
文字盤での代替コミュニケーション

⑤**心理療法**

脳性麻痺の子どもでは、知的能力障害だけでなく、発達のプロフィールに得意・不得意のあることが少なくありません。特に視覚認知障害が多く、眼と手の協応・図形の把握・空間的位置関係の理解が悪いことが少なくありません。心理検査によって評価し、問題のある部分に対して訓練を行います。

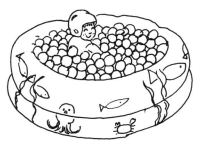
ボールプール

2 神経発達障害

神経発達障害は、表7のように分類されます。そのなかから知的能力障害、自閉症スペクトラム障害、注意欠如・多動性障害、限局性学習障害について紹介しましょう。

表7 神経発達障害の分類

神経発達障害群（DSM-5）
- 知的能力障害群
- コミュニケーション障害群
- 自閉症スペクトラム障害
- 注意欠如・多動性障害
- 限局性学習障害
- 運動障害群
- 他の神経発達障害群

（参考文献　髙橋三郎・大野裕監訳：『DSM-5 精神疾患の診断・統計マニュアル』．医学書院, 東京, 2014）

1 ● 知的能力障害

①原因と頻度

原因は不明なことが多いのですが、出生前の原因には染色体異常、脳形成異常、胎内感染症など、出生時の原因には仮死、感染症、重症黄疸など、出生後の原因には感染症、脳外傷、低栄養などがあります。頻度は人口の約1％といわれています。

②診断

　知的能力障害は、発達期に発症し、知的機能（考える能力）と適応機能（社会のなかで自立して適応していく能力）の両方に問題がある障害のことです。軽度、中等度、重度、最重度に分けられます。

③治療・リハビリテーション

　知的能力障害そのものに対する治療法がある場合はわずかですが、フェニールケトン尿症*1などの先天性代謝異常症や先天性甲状腺機能低下症に対しては薬物療法や食事療法が有効です。

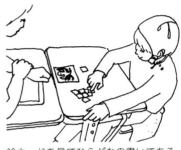

絵カードを見てひらがなの書いてある文字板で名前を並べています

　知的能力障害のリハビリテーションは、日常生活動作訓練、発達のうながし、教育的治療などで、幼児期・学童期を通して子どもの知的機能や生活能力の向上をはかります。教育的治療にはムーブメント教育*2、ポーテージ乳幼児教育プログラム*3、特別支援教育プログラムなどがあります。

　薬物療法には、多動、興奮、自傷、他害などの症状に対する治療と、てんかんなどの合併症に対する治療があります。

　家族へのサポートも大切で、障害の告知、具体的な対応方法を伝えることなどをします。親に知的能力障害がみられる場合もありますが、その場合には子どもと親のどちらもサポートします。

　＊1　フェニールケトン尿症とは、遺伝性の先天性アミノ酸代謝異常症で、乳児期から知的・身体的発達の遅れがみられます。乳児期早期から食事療法や薬物療法を行うことで、症状を抑えることができます。

*2 ムーブメント教育とは、子どもの自主性・自発性を尊重し、動きを通して考えること・感じることをのばしていく治療法。
*3 ポーテージ乳幼児教育プログラムとは、発達に遅れやかたよりがある子どもに対して、早い時期から発達に応じたアプローチを行う個別プログラム。

2 ● 自閉症スペクトラム障害（ASD）

①原因と頻度

ASD には親の高年齢出産、低出生体重などや遺伝子が関わるといわれ、頻度は人口の約 1％ です。

②診断

ASD は「持続する相互的な社会的コミュニケーションや対人的相互反応の障害および限定された反復的な行動、興味、または活動の様式である」と定義されています（髙橋三郎・大野裕監訳：『DSM-5 精神疾患の診断・統計マニュアル』医学書院、東京、2014）。

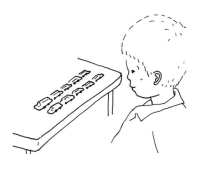

「コミュニケーションや対人的相互反応の障害」は、完全に会話ができないものから、ことばの遅れ程度のものまであります。他の人と関わることや感情を共有する能力に問題があることは幼児期でも明らかで、行動をまねることは少なく、ことばがあっても一方的です。視線を合わせること、身振りや顔の表情で表すこと、ことばのやりとりが苦手です。これらの症状は集団のなかで目立ちます。

「限定された反復的な行動、興味、または活動の様式」は、常同運

動(手をたたく、指をはじくなど)、反復的な物の使用(コインを回す、おもちゃを一列に並べるなど)、習慣への強いこだわりや行動の限定されたパターン、変化への抵抗、味・匂い・触覚などへの過敏性などとしてみられます。

③評価
ASD に対してはいくつかの評価法があります。

- 小児自閉症評価尺度（CARS(かーず)）

ASD の子どものための治療教育プログラム（TEACCH(てぃーち)）で使われる評価尺度で、人との関係、模倣(もほう)、視覚による反応、味覚・嗅覚・触覚反応とその使い方、言語性のコミュニケーション、非言語性のコミュニケーションなどの 15 項目について評価します。対応の方法や療育の方法を決めるのに役立ちます。

- 広汎性発達障害日本自閉症協会評定尺度（PARS(ぱーず)）

ASD の支援ニーズを評価するための尺度です。対人、コミュニケーション、こだわり、常同行動、困難性、過敏性の 6 領域において、ASD に特徴的な 57 項目をチェックします。

④治療・リハビリテーション
ASD への対応は、心理療法や教育機関での対応が中心ですが、行動障害や合併症に対する薬物療法も行われます。

行動療法は ASD の治療に多く取り入れられています。「子どもは目的に合った行動をすればごほうびを与えられ、目的からはずれた行動をすれば罰を受ける」という条件付けを続けていく方法です。

治療教育は幼児期から開始します。適切な幼稚園や療育機関で集

団保育を受けるなかで社会性を養っていきます。学齢になった時には、通常学級・特別支援学級・特別支援学校のどこが最も適しているかを決めることが大切です。

- **自閉症スペクトラム障害の子どものための治療教育プログラム（TEACCH）**

TEACCHは、ASDの人たちの見方や感じ方を尊重して、視覚的にわかりやすい環境を整えること（視覚的構造化）などを通して、教育していくプログラムです。周囲の状況を、自分の力で理解し、自分に必要な情報を選び、適切な行動を行いやすくする手段として「構造化（枠組みを作ること）」を行います。安心して落ち着けるようにして、注意を集中して効率的に行動をコントロールしていきます **(図8)**。

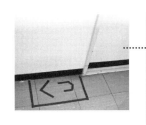
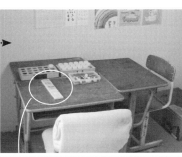
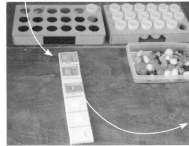
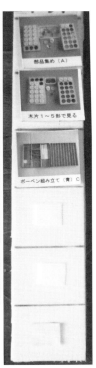

図8 **視覚的にわかりやすい環境を整えます**
　教室の入口で靴をぬぎ、個別の静かな教室で、机の上に置かれた写真に示された手順で作業を学習します

• 薬物療法

　行動障害に対する薬物療法では主に向精神薬を使います。子どもでは、興奮・自傷・他害に対してリスペリドン（リスパダール®）、ハロペリドール（セレネース®）を、不安・緊張に対してカルバマゼピン（テグレトール®）、バルプロ酸（デパケン®、セレニカ®）などを副作用に注意して最少量使います。

3 ● 限局性学習障害

①原因と頻度

　原因としては、早産・極低出生体重*1・出生前のニコチン曝露などや、遺伝子が関わっているといわれています。頻度は英語圏で高く、一文字が一音に対応するアルファベット言語（スペイン語・ドイツ語）ではやや低く、非アルファベット言語（中国語・日本語）では低いです。我が国における頻度は学童で5～15%、大人で約4%といわれています。

*1　出生時体重が2500g未満の児を低出生体重児といいます。また1500g未満の時に極低出生体重児といいます。

②診断

　読むことの障害、書くことの障害、計算や数学的考え方の障害があります。心理検査や言語検査を使って評価します。

③治療・リハビリテーション

　子どもによって症状がちがいますので、一人ひとり正確な評価を

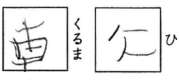
学習障害にみられる書字

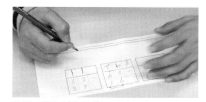
計算の時には位を枠で示すとよいです

することが大切です。それをもとにしてプログラムをつくり、学校と家庭で共通の理解をして、学習と生活を進めていきます。学習面では、直接的な学習指導が基本ですが、学習のすべてを補うのではなく、「本人が将来自分で生活していくためには何が大切か」ということを考えながら学習を進めていきます。必要に応じてワープロや電卓などを使います。

4 ● 注意欠如・多動性障害（ADHD）

①原因と頻度

原因はわかっていませんが、いくつかの遺伝子が関係していると思われます。頻度は子どもで約 5％、大人で約 2.5％といわれています。

②診断

ADHD の基本的特徴は、機能または発達をさまたげる程の不注意、多動性—衝動性です。「不注意」は気がそれる、がまんできない、集中できないなど、「多動性」は不適切な場面で動き回る、過剰にそわそわする、しゃべりすぎるなど、「衝動性」は、飛び出しなどの突

然の行動、がまんできない、結果を考えずに行動するなどです。幼児期の主な症状は多動で、就学後に不注意がより目立ってきます。青年期になると多動は目立たなくなり、そわそわ感、落ち着きのなさ、がまんできないことが主になっていきます。

　診断には症状をていねいに聞くことが大切で、特に学校での様子が参考になります。診察室の様子だけでは正確な診断はできません。次に紹介する評価法も参考にします。

③評価法

　ADHDに対してはいくつかの評価法があります。

- **ADHDの行動評価（ADHD Rating Scale）**

　5〜18歳の子どもに使います。ADHDの18症状を質問するスケールで、家庭での様子を評価する家庭版と、学校での様子を評価する学校版の2種類があります。

- **コナーズの評価スケール**

　6〜18歳の子どもを対象とした親用、教師用と、8〜18歳の子どもを対象とした自己評価用の3種類があります。

④治療・リハビリテーション

　薬物療法は、メチルフェニデート（コンサータ®）とアトモキセチン（ストラテラ®）による治療が中心です。衝動性が強い場合には、リスペリドン（リスパダール®）、バルプロ酸（デパケン®、セレニカR®）、カルバマゼピン（テグレトール®）なども使われます。

　リハビリテーションには、臨床心理士や教育関係者による行動療法があり、「子どもへのソーシャルスキルトレーニング」と「親への

ペアレントトレーニング」があります。子どもに対しては、適切な行動ができるように訓練をしていくことで、その場にあった行動を増やし、その場にあわない行動を減らしていきます。親に対しては、ADHDへの理解を深めて行動療法の対応法を身につけてもらい、親子関係を整え、親同士のサポート機能をつくっていきます。

3 | 二分脊椎

　脊椎骨の先天性形成不全のために、脊椎の管のなかにあるべき脊髄が脊椎の外に出てしまい、癒着や損傷を起こして引き起こされる病気です。

1 ● 原因と頻度

　原因は複雑で、遺伝と環境の両方が関わっているといわれています。環境によるものとしては妊娠中のアルコール・薬物（バルプロ酸やカルバマゼピンなど）・葉酸欠乏などがあります。頻度は地域や人種によって大きな差があり、最も頻度が高いのは英国で、最も頻度が低いのは日本です。

　出生前診断として、母体血・羊水中のα-フェトプロテインの上昇チェック、胎児エコー検査があります。

2 ● 分　類

　図9は二分脊椎の分類です。潜在性二分脊椎と顕在性二分脊椎の2つに分けられます。

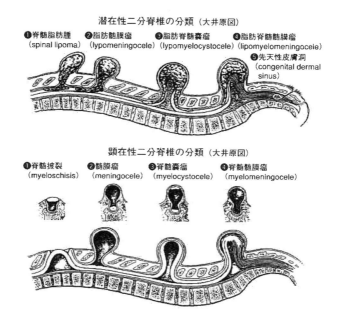

図9 二分脊椎の分類 （大井静雄：二分脊椎. 小児科診療 65, 583, 2002より改変）

3 ● 症　状

　潜在性二分脊椎の発生しやすい場所は腰からおしりの部分で、皮膚に脂肪腫・血管腫・発毛・皮膚洞*1 などがみられます。はじめは症状がなくても、成長期に脊髄係留*2 症候群などによる症状（下肢の運動麻痺や知覚障害、膀胱直腸障害*3 など）が現れることがあります。

　顕在性二分脊椎は腰からおしりの部分にみられる脊髄髄膜瘤が多く、運動麻痺・感覚障害・排泄障害がみられます。アーノルド・キアリ奇形*4 や水頭症の合併もみられます。

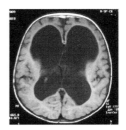

水頭症の頭部CTスキャン

第3章 ● 疾患別のリハビリテーション　49

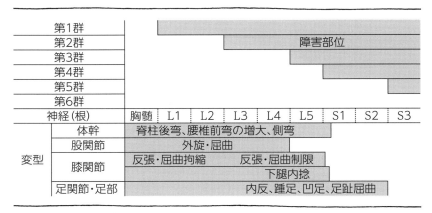

図10 シャラードの分類

(石堂哲郎編著:『二分脊椎のライフサポート』.文光堂, 東京, 2001より栗原加筆)

　脊髄の障害レベルによって治療法やリハビリテーションの方法がちがいますので、正確な障害レベルの診断が大切です。脊髄の障害レベルにより二分脊椎を6群に分類したシャラードの分類は、将来の移動能力を予測し、リハビリテーションのプログラムを作るのに役立ちます**(図10)**。

* 1 　皮膚に見られる穴のことで、おしり、肛門、耳の前方、頚などにみられることがあります。
* 2 　綱などでつなぎとめるという意味です。本来どこにもつながっていない脊髄の一番下の部分が二分脊椎の部分につなぎとまっているために、身長が伸びる思春期に脊髄が引っ張られる症状がみられる状態を脊髄係留症候群といいます。
* 3 　膀胱や直腸の動きをコントロールする神経に障害があるため、排尿や排便に問題を生じることです。
* 4 　脳の奇形の一つで、後頭部にある小脳や脳幹の一部が、頭蓋骨から脊椎に落ち込んだ状態です。

4 ● 治療・リハビリテーション

　顕在性二分脊椎は、普通は生まれてから48時間以内に修復術が行われます。水頭症を合併することが多いので、定期的な診察が必要です。

　泌尿器科は、排泄の管理・尿路感染症の予防・腎機能の維持（膀胱尿管逆流[*5]の予防）を行います。排尿は手圧排尿[*6]と間欠導尿[*7]が中心です。間欠導尿は知的に問題がなく上肢機能のよい女児の場合には5～6歳頃から自分でできるようになります（自己導尿）。緊張の強い膀胱[*8]の場合には抗コリン薬（ポラキス®、バップフォー®）や塩酸イミプラミン（トフラニール®）などを使います。

　整形外科は、先天性あるいは二次性の筋骨格の変形を矯正します。脊柱の変形がある場合は体幹装具を使うことがあります。また股関節脱臼、膝関節屈曲拘縮、内反足などに対してギプス治療や外科的治療を行います。

　理学療法は、二分脊椎のリハビリテーションの中心です。脊髄の障害レベル・年齢・発達レベルに合わせて機能訓練をします。シャラードの分類の第1群では骨盤帯付き長下肢装具（図11）を使って、第2群では長下肢装具を使って歩行訓練が行われ、6～8歳頃には装具とつえを使って何とか歩けるようになりますが、体重

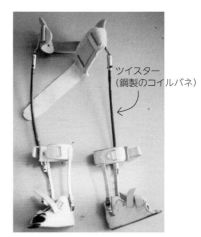

図11 ツイスター付き短下肢装具

ツイスター（鋼製のコイルバネ）

が増加するにつれて車いす中心の生活になっていきます。第3群では6歳頃までに装具を使って歩けるようになります。第4群では短下肢装具を使って、つえなしで歩けるようになります。第5群では足変形に合わせて靴に中敷きを入れることがあります。第6群では歩行に特別な問題はなくなります。

＊5　膀胱に尿がたまった時や排尿時に、尿が尿管内に逆流する状態のこと。
＊6　介助者が手で膀胱を圧迫して尿を押し出す方法。
＊7　膀胱にたまった尿を一定の時間ごとに尿道口からカテーテル（管）を入れて体の外に出す方法。
＊8　急に尿がしたくなりがまんができなくなる感じを起こす状態。がまんできずに尿をもらしてしまうこともあります。

4 筋疾患

1 ● 分　類

筋疾患は**表8**のように分類されます。

表8 筋疾患の分類

1. **先天性ミオパチー**
   ネマリンミオパチー、セントラルコア病、
   ミオチュブラー（中心核）ミオパチー、先天性筋線維タイプ不均等症
2. **筋ジストロフィー**
   デュシェンヌ型・ベッカー型・肢帯型・顔面肩甲上腕型・福山型・
   先天性筋ジストロフィー、筋強直性ジストロフィー
3. **筋強直性疾患**
   トムゼン病
4. **筋無力症**
   重症筋無力症、先天性筋無力症症候群
5. **炎症性筋疾患**
   筋炎、皮膚筋炎
6. **ミトコンドリアミオパチー**
7. **代謝性ミオパチー**

2 ● 症　状

　病気によって症状がちがいますが、どれも筋が細くなったり、筋の力が弱くなったりします。先天性ミオパチー・先天性筋ジストロフィーの重症例などでは、新生児期から呼吸の異常がみられます。

筋疾患をもつ子どものほとんどに体がぐにゃぐにゃした感じ（フロッピーインファント）があります。また発育や発達の遅れがみられることもあります。デュシェンヌ型を代表とする進行性筋ジストロフィーのほとんどで、幼児期に歩行の異常があり、立ちあがる時に床に手をついておしりをあげ、次に手を交互に膝にあてて自分の体をよじ登るようにして立つ「登はん性起立（ガワーズ徴候）」がみられます。

3 ● 検査結果

血液検査で血清クレアチンキナーゼ（CK）、アルドラーゼ、ＡＳＴ、ＡＬＴ、ＬＤといった筋肉に含まれる酵素の上昇は筋線維の壊死*1を表しています。CKが正常値の10倍以上の時には進行性筋ジストロフィーや筋炎を疑います。子どもではなかなか協力してくれないため、筋電図検査を行うのはやさしくありません。骨格筋CT検査は、筋病変の部位や程度を診断するのに役立ちます。先天性筋ジストロフィーでは頭部画像の異常がみられることがあります。臨床症状や遺伝子検査で診断がつかない場合には、筋や神経の一部をとって検査することがあります。

＊1　細胞が死滅することです。

4 ● リハビリテーション

筋の萎縮や筋力低下がみられるので、リハビリテーションを行う

時には、関節可動域訓練や筋に疲労を残さない程度の負荷を与えて行う筋力強化訓練が中心になります。正常な子どもの発達にそって訓練を進めていきます。呼吸筋の筋力低下による呼吸不全がみられる時には、呼吸補助訓練を行いますが、呼吸器が必要になることもあります。

5 ● 疾患別の特徴

代表的な疾患について説明します。

①筋ジストロフィー

・デュシェンヌ型筋ジストロフィー

X連鎖劣性遺伝形式[*2]をとる病気で、遺伝子がみつかっています。筋ジストロフィーのなかでは最も多くみられ、頻度は出生男児1万人あたり1～3人です。

幼児期に、走るのが遅い、ころびやすいなどの症状で気づかれます。次第に登はん性起立（ガワーズ徴候）や腓腹筋の仮性肥大[*3]が認められるようになります。6～10歳頃には、足・膝・股関節の拘縮が進み動揺性の尖足歩行[*4]となります。この時期には拘縮を予防するための関節可動域訓練が大切です。四肢の関節や脊柱の拘縮が進行し、12歳頃までに歩けなくなります。関節可動域訓練や起立台での立位訓練などを行って拘縮・側弯[*5]が進むのを少しでも遅くします。この頃から心不全に対する治療が必要になってきます。思春期以降は呼吸不全が問題になり、呼吸管理が必要になってきます。知的能力障害を合併することもあります。

血清 CK、アルドラーゼ、AST、ALT、LD は新生児期から非常に高い値ですが、年齢とともに低くなっていきます。

- 福山型先天性筋ジストロフィー

常染色体劣性遺伝形式*6 をとる病気で、遺伝子がみつかっています。我が国ではデュシェンヌ型筋ジストロフィーの次に多い筋疾患です。

筋緊張の低下、筋力の低下、知的能力障害、頚座りの遅れなどから発見されます。乳児期には頬は丸く張っており、口を開けています。乳幼児期には運動が発達していきますが、6～8歳頃から機能が低下していきます。関節の拘縮がみられ、乳児期に手指関節の拘縮が、幼児期には股・膝関節の拘縮がみられ、その後肩関節の拘縮や、頚を前屈させるのに制限が出てきます。中等度の知的能力障害がみられます。10歳代になると心筋障害が出現することがあります。

血清 CK、アルドラーゼ、AST、ALT、LD は新生児期から中等度から高度の高い値で、年齢とともに低くなっていきます。頭部画像では厚い脳回（脳のしわ）や多数の小さい脳回がみられます。

*2 　保因者の母親と正常の父親との間に生まれた男子の 50% に発病する危険性がある遺伝形式。
*3 　ふくらはぎの筋が壊れたところに脂肪がたまり、筋が肥大しているようにみえる症状のこと。
*4 　あひるが歩くように体を左右に揺らし、つま先立って歩く歩行のこと。
*5 　背骨が左右に弯曲していること。
*6 　両親が常染色体保因者の時、その子どもが 25% の確率で発病する遺伝形式。

②**筋強直性ジストロフィー**

常染色体優性遺伝形式*7 で、1 万人に 1 人程度の発症率です。発症年齢は新生児から高齢者までと幅がありますが、30～40歳代の

発症が多いです。発症年齢が低いほど重症です。
　顔面の表情が乏しく、唇が逆Ⅴ字型で、斜視、内反足、側弯、知的能力障害、筋強直、進行性の筋萎縮などがみられます。

* 7　常染色体の上にある遺伝子に異常があると発病し、その子どもが50％の確率で発病する遺伝形式。

5 | 整形外科疾患

　子どもの整形外科疾患の代表である先天性内反足、先天性股関節脱臼、脊柱側弯症について紹介しましょう。

1 ●先天性内反足

　先天性内反足とは、前足部の内転、後足部の内反、足全体の凹足、尖足の4つの変形がみられる先天性の病気です **(図12)**。

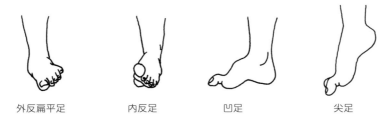

外反扁平足　　内反足　　凹足　　尖足

図12 足の変形

①原因と頻度

　多因子遺伝や、子宮内で四肢の位置が異常であったために圧迫されることなどが原因といわれています。我が国での頻度は1500人に約1人です。

②診断

　足部はゴルフクラブのような変形をしていて **(図13)**、拘縮が強い

ため手で矯正できません。足部の単純 X 線検査で診断します。

③治療

- **保存的治療**

生後早い時期から矯正ギプス包帯法による治療をはじめます。尖足に対しては、生後 6 〜 8 週でアキレス腱の切腱術を行います。3 カ月程ギプス矯正を行った後、つかまり立ちをするまでデニスブラウン副子で矯正した位置を保ちます **(図14)**。歩けるようになったら、日中は矯正靴をはき、夜間はデニスブラウン副子を使います。

- **手術治療**

1 歳になっても変形が明らかにみられる時には手術をします。

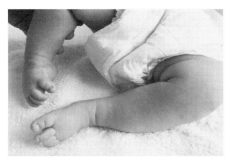

図13 拘縮が強い足部（右足）

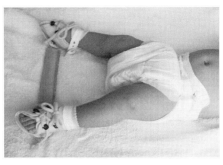

図14 拘縮が強い足部
　　　デニスブラウン副子で矯正した
　　　位置を保ちます

2 ● 先天性股関節脱臼

生まれた時に大腿の骨頭が寛骨臼から脱臼した状態のことです**(図15)**。完全に脱臼していない場合は亜脱臼といいます。

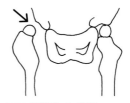

図15 脱臼した状態

①原因と頻度

ほとんどの場合は、生まれつき関節にゆるみがあり、胎内で逆子であったり生まれた後におむつや衣類などで下肢を伸ばされ続けたために、股関節が脱臼するといわれています。我が国での頻度は1%と高かったのですが、先天性股関節予防キャンペーン（下肢を伸ばさないおむつのあて方・抱き方、おむつカバーの改良）によって最近は0.3%に低下しています。家族歴（家族や親類が同じ病気にかかったことがあること）が高く、女児の頻度は男児の5～6倍です。

②診断

● 臨床診断

先天性股関節脱臼の家族歴、女児、骨盤位分娩、股関節以外の変形や奇形などのリスク項目に注目して、次のような症状を観察します。

- 大腿にみられる皮膚のしわの左右差
- クリックサイン（股関節を開排[*1]したときにコクッという音がする）
- 股関節開排制限
- 脚長差（子どもを仰向けに寝かせて股関節を90°曲げ、膝関節を

最大に曲げて左右の大腿部を合わせると、脱臼側の膝の高さが低い）

・歩行開始以後では、跛行[*2]、トレンデンブルグ徴候（脱臼側の足で立った時に、反対側のおしりが下がる）がみられます。

- **画像診断**

・単純X線検査：両側の股関節正面像にいろいろな補助線を入れて診断します。

・関節造影検査：大腿骨の骨頭の形だけでなく、関節の整復にマイナスとなる原因を確かめます。

・MRI検査

・超音波検査

[*1] 子どもを仰向けに寝かせて両膝を直角に曲げ、両方の膝から大腿部をもって股関節を開くこと。
[*2] 片足をひきずるようにして歩くこと。

③治療

- **新生児期**

厚めのおむつを使って、下肢を伸ばし続けるのを避ける育児で経過をみます。

- **乳児期**

はじめにパヴリック法（リーメンビューゲル法：あぶみ式吊りバンドで股関節を90°以上に曲げた状態に保つ方法、図16）で整復されるのを

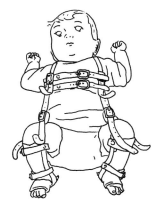

図16 パヴリック法

待ちます。整復されない場合には頭上方向牽引法*3、関節造影を行いながら行う徒手整復術*4、観血的整復術*5の順に治療を進めていきます。

＊3　仰向けに子どもを寝かせ、両下肢を頭の上に牽引したまま保つ治療法。
＊4　手で関節を正しい位置に戻す治療法。
＊5　手術により関節を正しい位置に戻す治療法。

3 ●脊柱側弯症

正面から見て脊柱が側方へ弯曲した状態を脊柱側弯といいます。

①原因による分類

- 特発性側弯症

原因がわからない側弯症で、側弯症全体の70〜80％です。

- 症候性側弯症

先天性側弯症（椎体*6や肋骨の形の異常による側弯症）や、神経筋性側弯症（神経や筋の病気による体幹筋の麻痺やアンバランスのために生じる側弯症で、脳性麻痺、ポリオなどでみられます）などがあります。

＊6　背骨の円柱状の部分のこと。

②診断

眼でみて脊柱の突出を観察します。立位単純Ｘ線検査で、脊柱の側方への弯曲、椎体のくさび型の変形、椎体のねじれを測定します。

③治療

- **保存的治療**

体幹装具を使って進行を抑え、運動によって体幹筋を強くします。

- **手術療法**

側弯の矯正、進行の防止、心肺機能の改善のために手術療法を行います。重度の時には手術が必要です。最近は、多椎固定が可能な脊椎インストゥルメンテーション[*7]による矯正・固定が主流です。

*7　いくつかの背骨を金具で固定する手術治療のこと。

6 急性脳炎・脳症

1 ●原　因

　急性脳炎の原因には、細菌感染・ウイルス感染などがあり、急性脳症の原因にはウイルス感染・中毒（一酸化炭素・薬物・鉛）などがあります。リハビリテーションの方法は、脳炎でも脳症でも同じですので、ここでは当院の急性脳症例のデータを紹介しましょう。

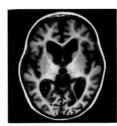

慢性期の頭部MRI
T1強調画像

2 ●入院リハビリテーションを行った例

　ウイルス性または原因不明の急性脳症の後遺症に対して、当院で入院リハビリテーションを行った103例のデータを紹介します。発症年齢の平均は3歳1カ月です。

①原因

　インフルエンザ感染が最も多く、ＨＨＶ-６（えっちえっちぶい しっくす）*1 感染がその次で、原因不明が半数です **(図17)**。

　＊1　ヒトヘルペスウイルス6型のことで、突発性発疹などを引き起こします。

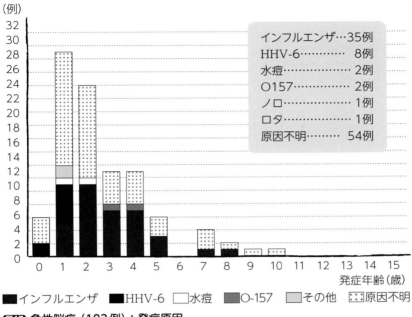

図17 急性脳症（103例）：発症原因

②後遺症

重度の障害を残したグループでは、運動障害、摂食嚥下障害、視力・聴力障害、知的能力障害、てんかんが多くみられます。軽度～中等度の障害を残したグループでは高次脳機能障害（視覚認知障害・失語・記憶障害など）が多くみられます。

・てんかん

てんかんが発症するのは脳症にかかってから3カ月～1年後がほとんどです。抗てんかん薬を調整しても発作のコントロールができないことが多いので、てんかん専門医や小児神経専門医を受診することが役に立ちます。

表9 障害への対応

障害の重症度	対応方法
重症度に関係せず共通すること	・てんかんの治療 　てんかん専門医・小児神経専門医との連携が大切 ・家族が子どもの障害を受容していくためのサポート 　時期により、対応すべきスタッフがちがう 　障害を受け入れていく流れを知っておくことが大切 　家族同士の交流も大切 ・復学／復園へのサポート 　適切な復学／復園先をみつける 　情報の提供が大切
最重度障害を示す段階	・呼吸障害／嚥下障害／水頭症などの治療 ・筋緊張のコントロール ・家族への吸引／経管栄養指導 ・理学療法：呼吸／排痰訓練、関節可動域訓練、寝返り訓練 ・摂食嚥下訓練 ・補装具作製
重度障害を示す段階	・歩行訓練 ・日常生活動作訓練 ・コミュニケーション訓練
中等度障害を示す段階	・高次脳機能障害への対応が大切 　生活状況と心理検査から評価する 　症状に合わせて対応法をみつける

③リハビリテーション（表9）

・最重度の障害が残っている段階でのリハビリテーション

　てんかん・水頭症などの合併症の治療や、経管栄養の管理などの医療が中心になります。理学療法では関節可動域訓練・排痰訓練・車いすの作製などを行い、言語聴覚療法では摂食嚥下訓練を行います。ソーシャルワーカーは在宅生活を行うためのサポートをします。

- **重度の障害が残っている段階でのリハビリテーション**

　医療面ではてんかんの治療が中心になります。理学療法では歩行訓練をしたり転倒時のけがを予防するための頭部保護帽を作ったりします。作業療法では感覚訓練を、言語聴覚療法・心理療法ではコミュニケーション態度を身につけることや反応をよくする訓練を行います。ソーシャルワーカーは在宅生活のための情報を提供したり環境を整えたりします。

- **中等度の障害が残っている段階でのリハビリテーション**

　臨床心理士・言語聴覚士による知的レベルを向上させる訓練が中心になります。退院後の生活のための訓練、例えば作業療法士による日常生活動作の訓練や、院内学級教師による学習に力が入れられます。復学する学校との調整は、ソーシャルワーカーや教師が中心になって行います。就学前の子どもは、発症前に通っていた幼稚園・保育園へもどることが多いですが、子どもの状態にあわせて通園施設につなげることもあります。

7 | 低酸素性脳症

1 ● 原　因

　子どもの低酸素性脳症の原因で多いのは、溺水（水におぼれること）、窒息などの不慮の事故と、心停止を起こす病気です。

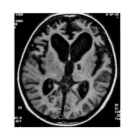

慢性期の頭部MRI T1強調画像

2 ● 入院リハビリテーションを行った例

　低酸素性脳症の後遺症に対して、当院で入院リハビリテーションを行った35例のデータを紹介します。発症年齢の平均は5歳8カ月です。

①原因

　原因は溺水、心疾患、窒息の順に多く、溺水は幼児期の風呂での事故が圧倒的に多いです **(図18)**。心疾患では、先天性心疾患に関係があるものは幼児期に、不整脈や心筋症は学童期にみられます。窒息は2歳未満の例にみられ、いろいろな状況で発生しています。窒息あるいは先天性心疾患が原因の場合は、重度の障害が目立ちます。

68

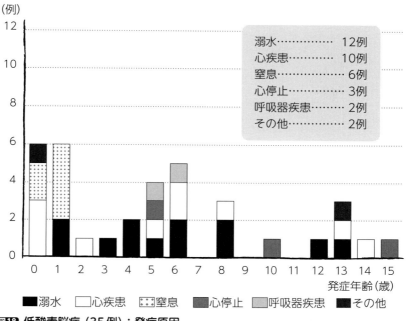

図18 低酸素脳症（35例）：発症原因

②後遺症

重度〜最重度の障害が残ることが多く、運動障害、知的能力障害、てんかんがみられます。軽度〜中等度の障害が残った子どもでは、視覚認知障害、注意障害などの高次脳機能障害がみられます。

③リハビリテーション

基本的な方法は急性脳炎・脳症と同じです。しかし低酸素性脳症の方が障害が重いことが多いので、医療が中心になります。てんかんも治りにくいことが多いです。高次脳機能障害では、急性脳症と同じように視覚認知障害への対応が大切です。

8 脳外傷

　子どもの頭蓋骨は薄く柔らかく、脳組織も柔らかいので、子どもの頭部外傷は大人の頭部外傷とは症状がちがいます。陥没骨折や進行性頭蓋骨骨折*1がみられたり、部分的な症状より脳全体の症状がみられやすい特徴があります。その後の発達全体に影響します。

*1 乳幼児、特に1歳未満の頭蓋骨骨折で特有のもので、進行性に骨折線が開いていき、そのまわりが外側にふくらんで皮下に髄液がたまることがあります。

1 ● 原因と頻度

　子どもの頭部外傷の多くは交通事故によるもので、その他に虐待、転落・転倒、スポーツ事故などがあります。不慮の事故による死亡は、乳児を除く子どもの死因の第1位で、頭部外傷がそのほとんどです。

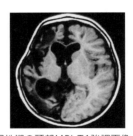

慢性期の頭部MRI T1強調画像

表10 脳外傷による脳損傷の分類

局所性脳損傷	びまん性脳損傷
・脳挫傷 ・急性硬膜外血腫 ・急性硬膜下血腫 ・脳内血腫	・びまん性脳損傷 ・くも膜下出血 ・びまん性脳腫脹

2 ● 分　類

表10は日本外傷学会による脳外傷の分類です。

3 ● 入院リハビリテーションを行った例

16歳未満で頭部外傷を受け、当院で入院リハビリテーションを行った210例のデータを紹介します。受傷年齢の平均は8歳4カ月です。

①原因（図19）

交通事故（幼児期は歩行中、学童期は自転車乗車中）が多くみられます。乳幼児では虐待によるものを忘れてはなりません。

②急性期（傷を負ってすぐの時期）の状況

急性硬膜下血腫、びまん性脳損傷、挫傷(ざしょう)が多くみられます。急性期の治療は、血腫除去、低体温療法などです。

③後遺症

身体障害として運動障害（片麻痺、四肢麻痺、失調など）、視野・視力障害、脳神経麻痺などがみられます。また知的能力障害、てんかん、高次脳機能障害（記憶障害、注意障害、遂行(すいこう)機能障害、感情コントロール不良など）がみられます。てんかんは受傷後2年以内に発症することが多く、発作をコントロールすることは比較的難しくありません。

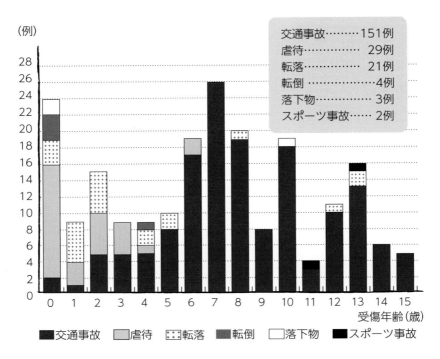

図19 脳外傷（全体210例）：受傷原因

4 ● リハビリテーション

　基本的な方法は急性脳炎・脳症の場合と同じです。身体障害が軽くても高次脳機能障害を残すことが多いので、退院後の生活に問題を生じている子どもがたくさんいます。理学療法士による運動訓練、作業療法士による日常生活動作訓練、言語聴覚士による摂食嚥下訓練・コミュニケーション訓練、臨床心理士による認知訓練、ソーシャルワーカーと院内学級教師による退院後の学校生活への情報提供などがあります。

9 脳血管障害

1 ● 原因と頻度

大人の脳血管障害は脳動脈硬化に伴う脳梗塞が多いのですが、子どもでは先天性の脳血管奇形、先天性心疾患、感染症、外傷後の血管閉塞などが多く、原因不明の場合も少なくありません。子どもの脳血管障害の頻度は、1万人に約1人といわれています。

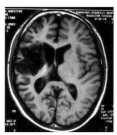

慢性期の頭部MRI
T1強調画像

2 ● 分 類

乳児期以降の子どもの脳血管障害の原因を表にします (表11)。

3 ● 入院リハビリテーションを行った例

当院で入院リハビリテーションを行った71例(脳出血43例、脳梗塞28例)のデータを紹介します。発症年齢の平均は、脳出血9歳11カ月、脳梗塞6歳8カ月です。

表11 乳児期以降の脳出血の原因

1 動静脈奇形、頭蓋内血管腫
2 頭蓋内動脈瘤
3 頭部外傷
4 特発性頭蓋内出血
5 血液疾患
6 若年性高血圧
7 肝疾患
8 頭蓋内腫瘍
9 脳症
10 ビタミン欠乏症

乳児期以降の脳血管閉塞症の原因

Ⅰ　動脈閉塞症
1　心疾患
2　血液疾患
3　感染症
4　炎症性疾患
5　全身性循環障害
6　中毒・外傷・医原性
7　頭蓋内腫瘍
8　血管奇形
9　動脈異形成
10　代謝疾患
11　動脈硬化症・剥離性動脈炎
Ⅱ　静脈閉塞症
1　脳内血管閉塞症
2　上大静脈・頚静脈閉塞症

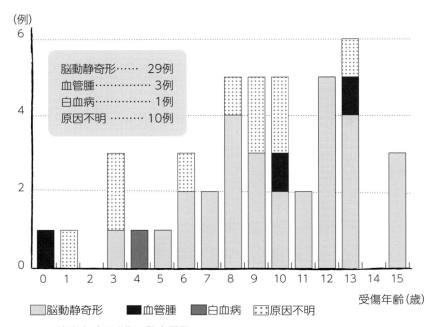

図20 脳出血（43例）：発症原因

①原因

脳出血のほとんどは動静脈奇形破裂で、学童期の発症です**(図20)**。脳梗塞の原因は、もやもや病などの脳血管異常、心疾患や脳腫瘍などの手術の時に生じたもの、脳外傷を受けた時に生じたもので、幼児期に多くみられます**(図21)**。

②後遺症

脳血管障害では、脳損傷の場所が比較的せまい範囲なので、障害が重くないことが多いです。後遺症としては、片麻痺と高次脳機能障害（注意障害、失語）が多くみられます。脳波異常がある例は少なくありませんが、てんかんを発症する例は少数です。

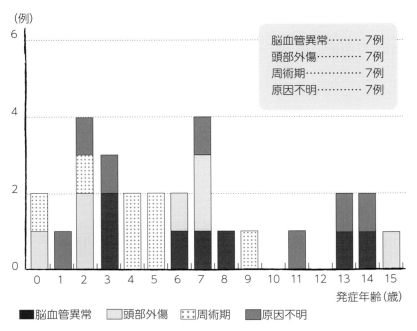

図21 脳梗塞（28例）：発症原因

③リハビリテーション

　急性期に、呼吸排痰訓練、関節拘縮を予防するための関節可動域訓練、筋力維持の訓練などの理学療法を開始します。次の時期には、理学療法士による頚部・体幹をコントロールさせる訓練、座位・立位の訓練、歩行訓練へと進めていきます。作業療法士は日常生活動作訓練を行います。片麻痺が多いので、上肢の訓練が長期間必要になります。嚥下障害がある場合には、言語聴覚士による摂食嚥下訓練が行われます。失語に対しては、言語聴覚士による訓練が行われます。

コラム-1
子どもの高次脳機能障害

　人間の脳は、呼吸、循環、嚥下など生きていくために欠かすことのできない機能にはじまり、知的能力、運動能力、視覚・聴覚などの基本的な機能、さらに知識に基づいて行動を計画し、実行する能力、すなわち耐性力、注意力、見当識、記憶、遂行機能など、より高次な機能が備わっています。この後者の機能を高次脳機能と呼びます。

　高次脳機能障害とは、これらの機能障害が日常生活や社会生活に問題を生じていることです **(図22)**。「高次脳機能障害」という用語は、後天性に生じた障害に対して使われます。

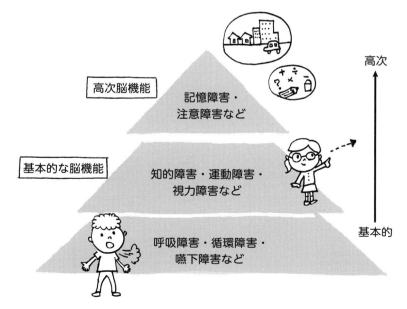

図22 高次脳機能障害とは

①原因

急性脳炎・脳症、脳外傷、脳血管障害、脳腫瘍などがあります。

②臨床症状

高次脳機能障害の症状には**表12**のものがあります。原因によってその症状に特徴があります（**図23〜26**）。

表12 高次脳機能障害の症状

認知障害…理解したり考えたりする能力の障害

記憶障害	覚えられない、忘れやすい
注意障害	注意が散漫、集中できない、じっとしていられない
遂行機能障害	見通しがつけられない、段取りが悪い
病識欠落	病気の自覚がない
半側空間無視	左側または右側に注意がいかない
失語	話せない、聞いてわからない、読めない、書けない
失行	道具の使い方がわからない
失認	見えているのに・聞こえているのに何だかわからない

社会的行動障害…行動の障害

依存性・退行	ひどく人に頼る、幼くなる
感情コントロール不良	すぐに怒る、乱暴する、すぐに泣く
対人技能拙劣	人とうまくつきあえない、自己中心的
固執性	こだわる、切り替えられない
意欲・発動性の低下	やる気がでない、ぼーっとしている
抑うつ	うつ状態
感情失禁	笑い出したり泣き出したりして止まらない

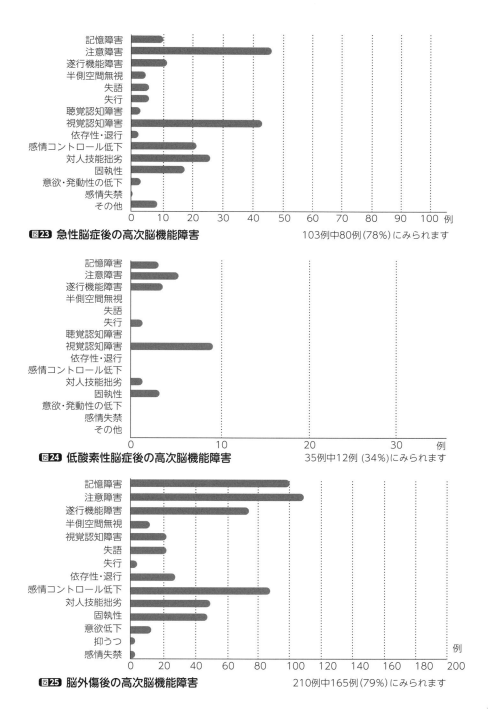

図23 急性脳症後の高次脳機能障害　　103例中80例(78%)にみられます

図24 低酸素性脳症後の高次脳機能障害　　35例中12例(34%)にみられます

図25 脳外傷後の高次脳機能障害　　210例中165例(79%)にみられます

コラム

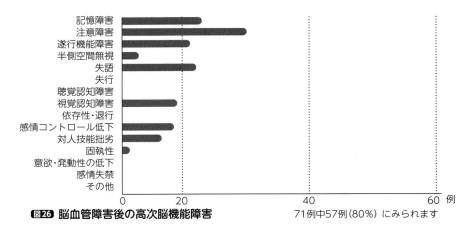

図26 脳血管障害後の高次脳機能障害　71例中57例(80%)にみられます

　神経発達障害の子どもでは、高次脳機能障害に似た症状がみられます。自閉症スペクトラム障害では対人技能拙劣、固執性などが、注意欠如・多動性障害では注意障害が、限局性学習障害では読むこと、書くこと、計算や数学的考え方に問題があります。

③子どもの高次脳機能障害の特徴

　子どもでは、脳が可塑性(かそせい)(自分で回復していく力)をもっていることや、発達していくために、症状がよくなっていきます。また、異常をみつけにくく、心理検査が行いにくいため、高次脳機能障害の診断はやさしくありません。

④検査所見

　高次脳機能障害を評価するにあたっては、まず全般的な知能、視力・視覚、聴力・聴覚を検査しておく必要があります。そのうえで**表13**のような心理検査や言語検査を行いますが、子どもで行える検査は限られています。

表13 子どもの心理検査・言語検査

測定する能力		検査名	小児での標準化	所要時間	特徴
知的機能		田中ビネー知能検査V	○	60分	全知能指数を測定
		WISC-Ⅳ知能検査	○	70分	全知能指数、言語理解・知覚推理・ワーキングメモリー・処理速度を測定
		K-ABCⅡ	○	60分	課題を遂行する処理過程を通して認知能力を測定
		DN-CAS認知評価システム	○	70分	プランニング・注意・同時処理・継次処理を測定
注意	視覚	トレイルメイキングテスト(TMT)	一部○	10分	視覚探索と注意の転換を測定
		フロスティッグ視知覚発達検査	○	30分	視知覚障害の種類と重症度を測定
記憶	言語	三宅式記銘力検査	×	15分	単語の聴覚記銘力を測定
	非言語	ベントン視覚記銘力検査	○	15分	簡単な図形の視覚記銘力を測定
遂行機能		ウィスコンシンカードソーティングテスト(WCST)	×	30分	概念形成とその転換を測定
言語機能		PVT-R絵画語い発達検査	○	10分	言語理解の発達を測定
		標準失語症検査	×	60分	言語症状のプロフィールや重症度を測定

⑤リハビリテーション

　子どものリハビリテーションを行うのには家族の協力が大切ですが、高次脳機能障害では本人と家族をとりまく多くの人の関わりや環境の調整がより大切です。高次脳機能障害に対するリハビリテーショ

ンは、障害を正しく評価し、プログラムを作ることからはじまります。日常生活の様子や心理検査などから総合的に評価します。その結果をもとにして、本人、家族、周囲の人とのあいだで共通の理解をもち、生活のなかでリハビリテーションを行っていきます (図27)。そして必要に応じてプログラムを見直していきます。具体的な対応法は次のようなものです。

- 記憶障害への対応法

生活リズムを整えて、覚醒レベルをアップさせる（眠気やぼーっとしている状態を減らす）。絵カードなどを使って「覚える−思い出す」の訓練をする。環境を整えて、記憶に頼らずに生活が流れるようにする。声に出したり、書いたりして覚える。メモやノートに書く。スモールステップで進める。

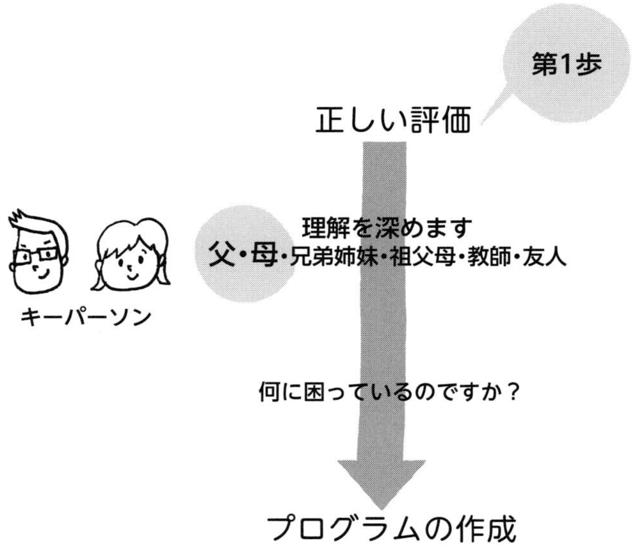

図27 生活の中でのリハビリテーション

- 注意障害への対応法

　注意欠如・多動性障害（ADHD）への対応と共通点があるが、ADHDに効く薬は注意障害にはあまり効かない。（46ページ++）。

- 遂行機能障害への対応法

　手順をことばでいったり、書き出したりする。テーマの方向性をはっきりさせてから作業を開始する。スモールステップで進める。マーカーで印をつける。

- 感情コントロール不良への対応法

　感情的になる原因を見つけ出す。興奮しそうになったら、合図をしたり深呼吸をしたりして抑える。興奮したらその場はそっとしておき、落ち着いたら説明して一緒に考える。

- 視覚認知障害への対応法

　見えやすい環境を整える、指で追ったり、マーカーで印をつけたりして読む。一度に見るものを減らす。見る物に集中させる。トランポリンなどでボディーイメージをつけさせる。抹消課題や迷路課題で訓練する。

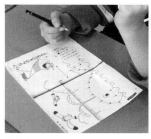 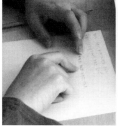 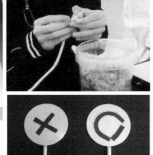

左から
迷路課題、指でさしながら読む（視覚認知障害への対応法）、玉に毛糸を通す（注意障害への対応法）、合図をするためのカード（感情コントロール不良への対応法）

コラム-2

重症心身障害

①重症心身障害とは

　重症心身障害とは、重度の知的能力障害と重度の肢体不自由*¹の両方をもっている状態で、大島の分類 **(図28)** の区分1〜4にあたります。近年の医療の進歩により、気管切開や呼吸管理などの濃厚医療や濃厚介護が必要な重症心身障害児が増加してきており「超重症心身障害児（超重症児）」という考え方ができました。

＊1　上肢、下肢の運動に障害があること。

②原因と頻度

　重症心身障害の主な原因は**図29**の通りです。頻度は1万人に3〜4人といわれています。

					IQ
21	22	23	24	25	80
20	13	14	15	16	70
19	12	7	8	9	50
18	11	6	3	4	35
17	10	5	2	1	20
走れる	歩ける	歩行障害	すわれる	寝たきり	0

図28 重症心身障害　大島の分類

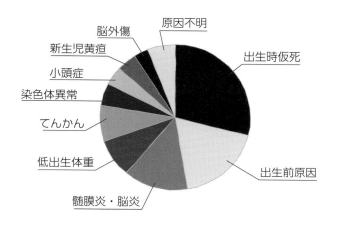

図29 重症心身障害の原因

③合併症

　最も多いのは呼吸器の病気で、低年齢での肺炎・気管支炎が多くみられます。次に多いのは神経系の病気で、てんかんが最も多く、水頭症などもみられます。外科や整形外科の病気は年齢が高くなって増え、骨折、褥瘡（床ずれ）、側弯などがみられます。消化器の病気ではイレウス・逆流性食道炎が多くみられます。重症心身障害では、摂食嚥下障害と呼吸障害を中心に、いろいろな症状がみられます**（図30）**。

④リハビリテーション

　重症心身障害のリハビリテーションでは医療が中心になります。医師は合併症の治療、気管切開の管理、呼吸器の管理、栄養の管理、経管栄養の指

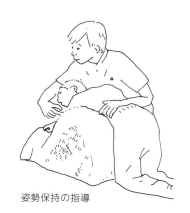

姿勢保持の指導

コラム　85

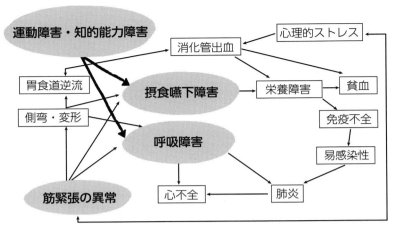

図30 重症心身障害にみられる様々な症状

導、排痰・吸引の指導などをします。リハビリテーションスタッフのなかでは理学療法士の役割が中心になります。理学療法士は、呼吸排痰訓練、姿勢保持*2訓練、関節可動域訓練、車いす・姿勢保持装置の作製、介護法の指導、福祉機器の検討をします。作業療法士は、日常生活動作訓練、感覚訓練、補装具や自助具の作製をします。言語聴覚士は、摂食嚥下訓練をします。ソーシャルワーカーは情報を提供します。

*2 支持力を加えて、正しい姿勢を一定時間保つことができるようにすること。

第4章

福祉機器

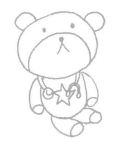

Assistive devices

1 福祉機器の役割

　福祉機器とは、身体に障害をもつ人の生活が便利になるために利用される道具のことです。福祉機器は、日常生活や社会生活で、障害をもつ人の自立を助け、介護者の負担を減らし、生活の質を向上させます。

2 福祉機器の種類

　福祉機器のなかで法律によって給付されるものに補装具と日常生活用具があります。

①補装具（18歳未満の場合）
　身体障害者手帳をもっている子どもに対して給付されます。医療機関からの意見書（処方）と保護者の所得証明書などを添えて、市町村の福祉事務所に申請します。補装具は、処方医の意見書、型どり時の立ち会い、仮合わせ、完成適合チェックを受けた後に、給付されます。補装具には次のようなものがあります**（表14：18歳未満の場合、図31）**。

表14 補装具の種類（18歳未満の場合）

- 義肢
- 装具
- 座位保持装置
- 座位保持いす
- 起立保持具
- 頭部保持具
- 排便補助具
- 歩行器
- 歩行補助つえ
- 車いす
- 電動車いす
- 盲人安全つえ
- 補聴器
- 義眼
- 眼鏡

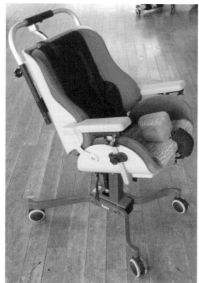

座位保持装置

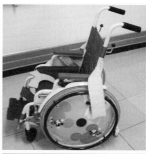

車いす

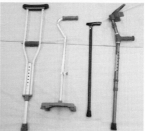

つえ

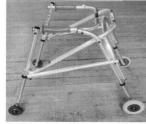

歩行器

起立保持具

下肢装具

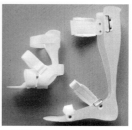

図31 補装具

②日常生活用具

　在宅生活をしている重度身体障害児（者）に対して、市町村から給付される機器です。市町村の福祉事務所に申請します。補装具は処方医の意見書・型どり時の立ち会いなどが必要ですが、日常生活用具ではその必要がありません。日常生活用具には次のようなものがあります **(表15、図32)**。

表15 日常生活用具

介護・訓練支援用具 自立生活支援用具	特殊寝台 特殊マット 特殊尿器 入浴担架 体位変換器 移動用リフト 訓練いす（児のみ） 訓練用ベッド（児のみ）
自立生活支援用具	入浴補助用具 便器 頭部保護帽 T字状・棒状のつえ 移動・移乗支援用具 特殊便器 火災警報機　　　　　　　　　　など
在宅療養等支援用具	ネブライザー（吸引器） 電気式たん吸引器 酸素ボンベ運搬車
情報・意思疎通 支援用具	携帯用会話補助装置 情報・通信支援用具 点字タイプライター 視覚障害者用ポータブルレコーダー 視覚障害者用活字文書読み上げ装置 視覚障害者用拡大読書器 聴覚障害者用通信装置 人工喉頭 点字図書　　　　　　　　　　　　など
排泄管理支援用具	ストーマ装具 紙おむつなど 収尿器
住宅改修費	居宅生活動作補助用具

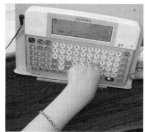
携帯用会話補助装置

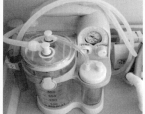
吸引器

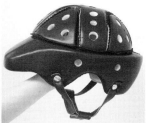
頭部保護帽

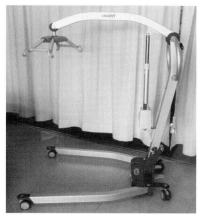
移動用リフト

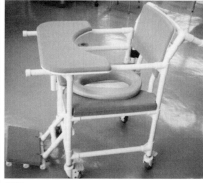
便器

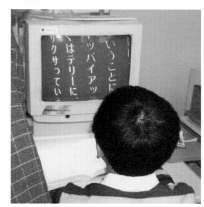
拡大読書器

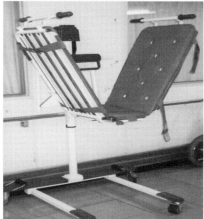
入浴たんか

図32 日常生活用具

コラム-3
障害の受容

下の**図33**はドローターなどが報告した「先天奇形をもつ子どもの誕生に対する正常な親の反応」です。ショック、否認、悲しみと怒り、適応、再起の順に5年位の流れで経過していくという仮説です。下段の図は、筆者がドローターの図を改編した「後天性の障害をもつ子どもの親の反応」です。後天性の障害をもつ子どものリハビリテー

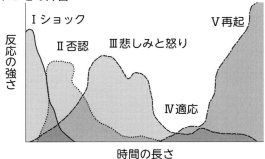

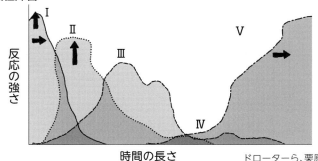

ドローターら、栗原改変

図33 親の障害受容過程

ションをするなかで、筆者が作成した図です。

　後天性の障害をもつ子どもの家族は健康な時の子どもに直接触れていることからこれらの反応がより強くみられるため、生まれつきの障害をもった子どもの親が障害を受け入れていく流れとは少しちがったパターンになります。

　障害を受け入れていくなかで、医師を中心とするリハビリテーションスタッフからの専門的な情報提供に加えて、臨床心理士による心理面のサポートや、ソーシャルワーカーによる実践的なサポートが助けとなっていると思われます。また同じような障害の子どもをもつ他の家族とのふれ合いも助けとなります。

文献
- Drotar D, ら：The adaptation of parents to the birth of an infant with a congenital malformation: a hypothetical model. Pediatrics 1975;56:710-717.
- 栗原まな、ら：後天性脳脊髄障害児に対する家族の障害受容. 小児保健研究 61, 428-435, 2002

おわりに

　子どものリハビリテーションは、大人のリハビリテーションとは違った特徴があります。子どもには、子どもに特有な病気や障害があること、発達がみられること、家族の関わりがより大切であることなどです。大人より回復することが多いのですが、時には病気や障害の影響がその後の発達に大きなマイナスになってしまうこともあります。これらの特徴をふまえたうえで、正しい評価をして、それを基礎としてリハビリテーションを行っていくことが大切です。

　この本は子どものリハビリテーションについて書いた入門書です。子どものリハビリテーションの基本的な知識、正常な子どもの発達、疾患別のリハビリテーション、福祉機器について書いてあります。ページ数が多いわけではありませんが、私が長年勤めている神奈川県総合リハビリテーションセンターの子どもチームの中心となっている「後天性の脳損傷（急性脳炎・脳症、低酸素性脳症、脳外傷、脳血管障害）」について書いた部分、さらにコラムのなかの「子どもの高次脳機能障害」と「障害の受容」の部分は、この本の特徴的な部分です。

　この本が病気や障害をもった子どもとその家族、その子どもと家族をとりまく人たちの役にたてたらうれしいと思います。

著者●栗原まな（くりはら　まな）

神奈川県総合リハビリテーションセンター小児科部長。
1977年千葉大学医学部卒業。東京慈恵会医科大学、都立北療育園、神奈川県立こども医療センター、英国ハマースミス病院などを経て、1989年より現職。
主な著書　『小児リハビリテーション医学第2版』（医歯薬出版、2015）『眼で見る小児のリハビリテーション改訂第3版』（診断と治療社、2015）『小児の高次脳機能障害』（診断と治療社、2008）『わかりやすい小児の高次脳機能障害対応マニュアル』（診断と治療社、2009）『ことばの遅れ：評価と対応』（新興医学出版社、2010）『ふたたび楽しく生きていくためのメッセージ　改訂増補版』（クリエイツかもがわ、2011）『よくわかる子どもの高次脳機能障害』（クリエイツかもがわ、2012）

装丁・イラスト　加門啓子

よくわかる 子どものリハビリテーション

2016年6月30日　初版発行

著　者　Ⓒ栗原まな

発行者　田島英二
発行所　株式会社 クリエイツかもがわ
　　　　〒601-8382　京都市南区吉祥院石原上川原町21
　　　　電話 075（661）5741　FAX 075（693）6605
　　　　ホームページ　http：//www.creates-k.co.jp
　　　　メール　info@creates-k.co.jp
　　　　郵便振替　00990-7-150584

印刷所　T-PLUS/為国印刷株式会社

ISBN978-4-86342-189-9 C0036　　　　　　　　　　printed in japan

▶好評既刊

輝いて生きる　高次脳機能障害当事者からの発信
橋本圭司／編著　石井雅史・石井智子／執筆

夢中になれるものをもてるようになると、人は生きいきしてきます——テンポよい講演、歌手・医師など様々な職業につく当事者への取材から、ご本人や家族がどのように悩み、感じているかに迫る。
A5判112頁　本体1300円

わかってくれるかな、子どもの高次脳機能障害　発達からみた支援 〈2刷〉
太田令子／編著

発達段階で変わる困りごと。その行動の背景に、なにがあるのかに目を向けると、障害によっておこる症状だけでなく、子どもの思いが見えてくる。経験豊かな先輩ママと支援スタッフの手立ての工夫が満載。
A5判136頁　本体1500円

読んで、見て、理解が深まる「てんかん」入門シリーズ　　公益社団法人日本てんかん協会／編

❶てんかん発作 こうすればだいじょうぶ　発作と介助［改訂版］
DVD付き　　川崎淳／著　B5判88頁　本体2000円

てんかんのある人、家族、支援者の"ここが知りたい"にわかりやすく答える入門書。各発作の特徴や対応のポイントを示し、さらにDVDに発作の実際と介助の方法を収録。

❷てんかん、こうしてなおそう　治療の原則 〈3刷〉
久保田英幹／著　B5判112頁　本体1600円

発作に目を奪われがちな「てんかん」、薬物療法や外科療法、リハビリテーションまでの充実した内容で学べる。合併する障害や二次的障害にも迫る。

❸てんかんと基礎疾患　てんかんを合併しやすい、いろいろな病気 〈2刷〉
永井利三郎／監修　B5判72頁　本体1200円

なぜ「てんかん」がおきるの？　てんかんとの原因となる病気"基礎疾患"について症状と治療法をやさしく解説。初心者でもわかる、てんかんの原因となる病気の本。

❹最新版 よくわかる てんかんのくすり 〈2刷〉
小国弘量／監修　B5判80頁　本体1200円

なぜ「てんかん」がおきるの？　てんかんとの原因となる病気"基礎疾患"について症状と治療法をやさしく解説。初心者でもわかる、てんかんの原因となる病気の本。

❺すべてわかるこどものてんかん
皆川公夫／監修・執筆　B5判84頁　本体1300円

検査、治療、介助、生活するうえでの注意点などをわかりやすく解説。特にこどもにかかわる「予防接種」「進路」「行事（プール・修学旅行）」などのテーマを取り上げる。

よくわかる 子どもの高次脳機能障害
高次脳機能障害の子どもをもつ家族との対話［改訂増補版］
栗原まな／著

目に見えにくく、わかりにくい高次脳機能障害、なかでも子どもの障害をやさしく解説。長年リハビリテーションに携わる小児科医が、豊富な臨床に基づき、家族・本人・支える人たちの「なに？ なぜ？ どうすればいい？」に答える。　A5判116頁　本体1400円

ふたたび楽しく生きていくためのメッセージ
高次脳機能障害の子どもをもつ家族との対話［改訂増補版］
栗原まな・アトムの会／執筆

後天性脳損傷の子どもを多く受けれてきたリハビリ病院の医師と他職種チームの対応が、子どもと家族の楽しい生活を蘇らせる！
四六判178頁　本体1700円